新型冠状病毒肺炎疫情防控健康教育核心信息及释义

国家卫生健康委宣传司 指导

中国健康教育中心 组织编写

中国人口出版社
China Population Publishing House
全国百佳出版单位

图书在版编目（CIP）数据

新型冠状病毒肺炎疫情防控健康教育核心信息及释义 /
中国健康教育中心编 . -- 北京 : 中国人口出版社，
2020.3
　ISBN 978-7-5101-7272-4

　Ⅰ . ①新… Ⅱ . ①中… Ⅲ . ①日冕形病毒－病毒病－
肺炎－预防（卫生）Ⅳ . ① R563.101

中国版本图书馆 CIP 数据核字 (2020) 第 028292 号

新型冠状病毒肺炎疫情防控健康教育核心信息及释义
XINXING GUANZHUANG BINGDU FEIYAN YIQING FANGKONG JIANKANG JIAOYU HEXIN XINXI JI SHIYI

国家卫生健康委宣传司 指导
中国健康教育中心 组织编写

责 任 编 辑	姜淑芳　李　薇
装 帧 设 计	刘海刚
漫 画 设 计	张秋霞
插 图 绘 制	回声文化传播有限公司
责 任 校 对	贾晓晨
责 任 印 刷	林　鑫　单爱军
出 版 发 行	中国人口出版社
印　　　刷	小森印刷 (北京) 有限公司
开　　　本	787 毫米 ×1092 毫米　1/32
印　　　张	1.75
字　　　数	20 千字
版　　　次	2020 年 3 月第 1 版
印　　　次	2020 年 3 月第 1 次印刷
书　　　号	ISBN 978-7-5101-7272-4
定　　　价	12.00 元

网　　　址	www.rkcbs.com.cn
电 子 信 箱	rkcbs@126.com
总编室电话	(010)83519392
发行部电话	(010)83510481
传　　　真	(010)83538190
地　　　址	北京市西城区广安门南街 80 号
邮　　　编	100054

大道至简

——《核心信息及释义》序

当前，新型冠状病毒肺炎疫情防控取得积极成效，新增确诊病例持续下降，康复出院超过新增确诊。这个成就来之不易，从战略层面看，是因为以习近平总书记为核心的党中央高瞻远瞩、果断决策，动员全党全国打响了疫情防控的人民战争。从战术层面看，是因为采取了预防为主、防治结合的科学防控策略，一方面，对患者和感染者，实行早发现、早报告、早隔离、早治疗，提高收治率、治愈率；另一方面，面向全人群，广泛普及科学防护知识，提高公众防控意识和能力，增强免疫力、降低感染率。

实践证明，大道至简，加强健康教育，普及健康常识，是应对健康风险、保障全民健康的基础保障。从这个意义上讲，中国健康教育中心在国家卫生健康委宣传司的指导下，组织国家级权威专家和中国人口出版社，编写出版《新型冠状病毒肺炎疫情防控健康教育核心信息及释义》（简称《核心信息及释义》），非常必要、非常及时。该书以普通大众为主要读者对象，在确保科学性的前提下，尽量避免使用专业术语，并融文字、漫画于一体，科学权威、通俗易懂、务实管用，有利于大家在轻松愉快中学到核心知识，掌握必要技能，做好疫情防护。同时，这套核心信息也可为卫生健康工作者开展健康教育提供科学参考。

我们坚信，有党中央的坚强领导，有全国各族人民的团结奋斗，有广大卫生健康工作者的无私奉献，新型冠状病毒肺炎疫情阻击战一定会取得全面胜利！

中国工程院副院长、院士
中国医学科学院北京协和医学院院校长

前　言

党中央、国务院高度重视新型冠状病毒肺炎疫情防控工作。习近平总书记多次对做好疫情防控工作作出重要指示，强调要把人民群众生命安全和身体健康放在第一位。党中央成立了中央应对新型冠状病毒肺炎疫情工作领导小组，充分发挥联防联控机制的作用。国家卫生健康委员会深入学习贯彻习近平总书记重要指示精神，认真落实李克强总理重要批示要求和国务院常务会议部署。广大医疗卫生人员积极响应党中央号召，全力投入抗击疫情工作。

按照国家卫生健康委员会的统一部署，为了进一步做好新型冠状病毒肺炎疫情防控健康教育工作，在宣传司的指导下，中国健康教育中心组织专家，围绕当前防控工作需要，参照国家卫生健康委员会有关政策文件和技术方案，先后推出了《新型冠状病毒肺炎疫情防控健康教育核心信息及释义》第一版和第二版（电子书）。在总结前期工作基础上，对相关内容进行了更新和完善，形成了新版《新型冠状病毒肺炎疫情防控健康教育核心信息及释义》，此次在中国人口出版社的大力支持下，正式出版。

在编写过程中，得到了有关机构和专家的大力支持，在此表示感谢。由于时间紧迫，难免有不妥之处，欢迎批评指正。

中国健康教育中心
2020 年 3 月 10 日

编写组人员名单

组　　长　李长宁
副组长　马爱宁　胡洪波　吴　敬
编　　委　（按姓氏笔画排序）

王　丰　卢　永　田向阳　吕书红
任学锋　孙建国　杜维婧　李　杰
李　莉　李小宁　李长宁　李英华
李雨波　严丽萍　陈国永　侯晓辉
聂雪琼　徐水洋　黄相刚　程玉兰
靳雪征

健康科普出版专家委员会

祁德树	钱铭怡	钱晓波	乔　杰	乔志宏
屈卫东	瞿　佳	瞿介明	单志艳	邵　兵
邵　薇	施小明	苏　旭	苏　杨	孙　新
孙殿军	孙全富	汤乃军	唐　芹	唐北沙
陶　潢	陶芳标	佟瑞鹏	童玉芬	汪卫东
王　辰	王　平	王　生	王大庆	王大树
王福生	王广洲	王贵齐	王惠珊	王建业
王金南	王临虹	王宁利	王文瑞	王谢桐
王雪凝	王拥军	王争艳	魏玉山	温建龙
邬沧萍	邬堂春	吴　建	吴先萍	吴宜群
吴尊友	奚　桓	席　彪	肖诗鹰	熊　煌
徐　勇	徐东群	徐建国	徐文东	许培海
许樟荣	严卫星	杨　静	杨　柳	杨　汀
杨莉华	杨庆生	杨维中	杨文敏	杨雪冬
杨毅宁	杨月欣	姚　宏	姚　远	姚宏文
伊木清	於　方	于　康	于　欣	于金明
曾晓芃	翟振武	詹启敏	张　慧	张　敏
张　伟	张伯礼	张车伟	张华东	张建兵
张俊华	张澎田	张湘燕	张新卫	张许颖
张雁灵	张一民	赵　平	赵建华	赵旭东
钟南山	周敬滨	周敏茹	周念丽	周晓农
朱　军	朱大龙	朱凤才	祝士媛	祝小平

目录

第一条：

近期，我国出现新型冠状病毒肺炎疫情，病毒主要经呼吸道飞沫和接触传播，从目前收治的病例情况看，多数患者症状较轻，预后良好，少数患者病情危重，老年人和有慢性基础疾病者预后较差。
....01

第二条：

防控新型冠状病毒传播的关键措施之一是对确诊病例、疑似病例和无症状感染者的早发现、早报告、早隔离、早治疗。
....07

第三条：

养成良好个人卫生习惯，正确佩戴口罩，勤洗手，勤开窗通风，咳嗽、打喷嚏遮掩口鼻，避免用不干净的手触摸口、眼、鼻，少去人员密集的场所，不聚会，可有效预防感染。
....13

第四条：

出现发热和／或呼吸道症状，特别是有流行病学史者，应自觉避免接触他人，佩戴医用外科口罩，去定点医疗机构就诊，如实向医生描述旅行史、居住史及接触史，并积极配合治疗。
....21

第五条：

我国政府高度重视此次疫情防控工作，相关部门已依法依规采取科学有效的防控措施防止疫情扩散。个人应关注政府与权威机构发布的疫情信息和健康指导，积极配合，加强个人防护，科学预防疾病，不信谣，不传谣。

·······································29

第六条：

禁止违法捕猎、贩卖、购买、加工、食用野生动物，既是我国法律的要求，也是人类健康安全的需要。

·······································33

第七条：

在新发传染病疫情发生时，出现心理紧张、焦虑、恐慌等情绪，属正常现象，但过度恐慌会危害身心健康。

·······································37

第八条：

保持健康生活方式，合理膳食，适量运动，戒烟限酒，心理平衡，提高身体抵抗力。

·······································41

第一条：

近期，我国出现新型冠状病毒肺炎疫情，病毒主要经呼吸道飞沫和接触传播，从目前收治的病例情况看，多数患者症状较轻，预后良好，少数患者病情危重，老年人和有慢性基础疾病者预后较差。

释义 1：此次疫情是由新型冠状病毒引起的。

2019 年 12 月以来，湖北省武汉市陆续发现了新型冠状病毒肺炎患者，随着疫情的蔓延，我国其他地区及境外也相继发现了此类病例。

引起此次肺炎疫情的病原体是一种新发现的冠状病毒，该病毒为单股正链 RNA 病毒，国家卫生健康委将该病毒命名为"新型冠状病毒"，将该病毒引发的肺炎命名为"新型冠状病毒肺炎"（简称"新冠肺炎"），英文名称为 COVID-19。新型冠状病毒基因特征与 SARS-CoV 和 MERS-CoV 有明显区别。对冠状病毒的认识多来自对 SARS-CoV 和 MERS-CoV 的研究。病毒对紫外线和热敏感，56℃ 30 分钟、乙醚、75% 乙醇、含氯消毒剂（如 84 消毒液、漂白粉、次氯酸钠等）、过氧乙酸和氯仿等脂溶剂，均可有效杀灭病毒。

释义 2：从目前收治的病例情况看，大多数新型冠状病毒肺炎患者预后良好，老年人和有慢性基础疾病者预后较差。

新型冠状病毒肺炎以发热、乏力、干咳等为主要表现，少数患者伴有鼻塞、流涕、咽痛、肌痛和腹泻等症状。重症患者多在发病一周后出现呼吸困难等临床表现。轻型患者仅表现为低热、轻微乏力等，无肺炎表现。

从目前收治的病例情况看，多数患者预后良好，少数患者病情危重。患有新型冠状病毒肺炎的孕产妇临床过程与同龄患者相近。老年人和有慢性基础疾病者预后较差，儿童病例症状相对较轻。

经治疗，体温恢复正常3天以上，呼吸道症状明显好转，肺部影像学显示急性渗出性病变明显改善，连续两次痰、鼻咽拭子等呼吸道标本核酸检测阴性（采样时间至少间隔24小时），满足以上条件者可出院，或根据病情转至相应科室治疗其他疾病。出院后，应继续进行14天的隔离管理和健康状况监测，佩戴口罩，有条件的居住在通风良好的单人房间，减少与家人的近距离密切接触，分餐饮食，做好手卫生，避免外出活动。在出院后第2周和第4周到医院随访、复诊。

感染新型冠状病毒无须过度恐慌。党中央高度重视，各级政府和有关部门已采取强有力的防控和救治措施，只要大家共同努力，同舟共济，密切配合，最终一定会打赢这场疫情阻击战。

释义 3：新型冠状病毒肺炎属于新发传染病，人群普遍易感。

人类时刻面临着新发传染病的威胁。20 世纪 70 年代以来，几乎每年都有病毒、细菌等病原微生物引起的新发传染病，累计已达 40 余种。新发传染病刚出现时，人类对其特点和流行规律缺乏认识，不掌握或较少掌握防治方法，往往会出现快速传播，波及范围广，感染人数多，会对人类健康造成严重危害，造成地区性或国际性公共卫生事件，给社会经济带来重大损失。例如 1976 年发现的埃博拉病毒病、1981 年发现的艾滋病、2003 年出现的 SARS、2012 年发现的 MERS 等。

人群对新型冠状病毒普遍易感，但是否会被感染，主要取决于与患者或无症状感染者接触的机会。目前，国内外有关机构正在积极研发预防新型冠状病毒感染的疫苗。

根据目前对新型冠状病毒感染的病原学、流行病学、临床特征等特点的认识及对人群健康的危害程度，经国务院批准，国家卫生健康委决定将新型冠状病毒肺炎纳入乙类传染病，按甲类传染病管理。管理措施包括对疑似病例、确诊病例隔离治疗；对疑似病例，确诊前在定点医院单独隔离治疗；对医疗机构内的疑似病例、确诊病例的密切接触者，实行集中隔离医学观察，不具备条件的地区可采取居家隔离医学观察，采取其他必要的预防措施。

出现疑似症状，或有新型冠状病毒肺炎流行病学可疑暴露史，应及时向疾病预防控制机构、医疗机构或所在村（居）委会报告，根据要求及时就医或隔离观察，密切配合有关部门采取的调查、隔离和救治措施，可有效预防新型冠状病毒肺炎疫情扩散，减少疫情危害，保护自身和他人的健康和安全。

释义 4：经呼吸道飞沫和接触传播是新型冠状病毒的主要传播途径。在相对密闭的环境中长时间暴露于高浓度气溶胶情况下存在经气溶胶传播的可能，其他传播途径尚待明确。

新型冠状病毒进入人体后，会侵害肺部组织，引起肺炎。新型冠状病毒肺炎患者和无症状感染者的痰液和呼吸道分泌物中含有病毒。患者或无症状感染者咳嗽、打喷嚏或说话时，会产生呼吸道飞沫，可被直接吸入，造成感染。医护人员在对患者进行吸痰操作、进行支气管镜检查或气管插管，给患者翻身、拍背或进行心肺复苏时，也可能吸入患者喷出或咳出的飞沫。

除了呼吸道吸入会引起感染外，病毒也可通过接触传播，主要包括：（1）直接接触：人的破损皮肤、眼结膜、鼻黏膜等处沾染患者或无症状感染者的痰液、呼吸道分泌物等。（2）间接接触：日常用品、物品器具等有可能被患者或无症状感染者含有病毒的痰液和呼吸道分泌物等污染，手部接触这些污染物或触摸被污染的物品，再用手接触口、眼、鼻等，会导致病毒通过黏膜侵入人体。

在相对密闭的环境中长时间暴露于高浓度气溶胶情况下存在经气溶胶传播的可能，其他传播途径尚待明确。常通风，戴口罩，勤洗手，少外出，不聚会，人际接触保持1米以上距离，可有效减少感染病毒的风险。

第二条:

　　防控新型冠状病毒传播的关键措施之一是对确诊病例、疑似病例和无症状感染者的早发现、早报告、早隔离、早治疗。

释义 1：早发现、早报告、早隔离、早治疗是控制传染病流行的关键措施。

传染病在人群中的传播必须具备传染源、传播途径和易感人群三个基本环节，缺少其中任何一个环节，都不会形成新的感染和流行。所以对传染病的预防和管理措施可以分为三类，即控制传染源、切断传播途径、保护易感人群。所谓"传染源"是指体内带有能引起疾病的细菌、病毒或寄生虫等，并能传染给其他个体的人和动物。目前所见传染源主要是新型冠状病毒感染的患者，无症状感染者也可能成为传染源。

为了防止新型冠状病毒肺炎确诊病例、疑似病例和无症状感染者传染他人，引起更大范围的流行，要做到对确诊病例、疑似病例和无症状感染者的早发现、早报告、早隔离、早治疗，这也是针对传染源管理的具体要求。一方面是为了及时发现并救治患者，另一方面是可通过尽早隔离确诊病例、疑似病例和无症状感染者达到控制传染源的目的，进而降低疫情更大范围传播和扩散的风险，保护更广大人群的健康。

释义 2：筛查发热、干咳等呼吸道症状或腹泻等消化道症状，及可疑暴露史病例是"早发现"的主要措施。

个人应加强自我健康监测，出现发热、干咳等呼吸道症状或腹泻等消化道症状，特别是近 14 天内有武汉市及周边地区，或境内有病例报告社区，或境外疫情严重国家和地区的旅行史或居住史的人员；或曾接触过以上国家、地区或社区的发热或有呼吸道症状的患者；或有聚集性发病；或与新型冠状病毒感染者有接触史，要立即避开他人，正确佩戴口罩，向当地村（居）委会或医疗卫生机构报告，并按要求前往定点医疗机构就诊。作为个人，要主动配合医务人员的问诊或社区工作人员的询问，如实提供个人旅行史或可疑暴露史（肺炎患者或疑似患者接触史、动物接触史等）。

各级各类医疗机构、基层相关组织和用人单位要提高对新型冠状病毒肺炎病例的诊断和报告意识，对于不明原因发热、干咳等呼吸道症状或腹泻等消化道症状的病例，应注意询问发病前 14 天内的旅行史或可疑暴露史，及时开展相关检测工作。

释义 3：各级各类医疗卫生机构、单位和个人都有责任和义务对疑似及确诊病例进行"早报告"。

各级各类医疗卫生机构发现疑似病例、确诊病例、无症状感染者时，应当于 2 小时内进行网络直报。疾控机构在接到报告后应当立即调查核实，于 2 小时内通过网络直报系统完成报告信息的三级确认审核。不具备网络直报条件的医疗机构，应当立即向当地县（区）级疾控机构报告，并于 2 小时内将填写完成的传染病报告卡寄出；县（区）级疾控机构在接到报告后，应当立即进行网络直报，并做好后续信息的订正。

另外，《中华人民共和国传染病防治法》规定，任何单位和个人发现传染病病人或者疑似传染病病人时，应当及时向附近的疾病预防控制机构或者医疗机构报告。早报告不仅可使传染病患者本人得到及时的救治，也可为卫生健康部门及早对疫情进行科学研判，精准施策，防止疫情扩散，赢得宝贵的时间。

释义 4：对确诊病例、疑似病例、无症状感染者的"早隔离"是控制传染源、防止疫情扩散的重要措施。

及早把确诊病例、疑似病例、无症状感染者等收治到定点医院或安置在指定地点，进行隔离或治疗，避免与其他人员接触，可以最大限度地缩小传播范围，减少传播机会。

疑似病例和确诊病例应当在定点医院隔离治疗。疑似病例单人单间隔离治疗，连续两次新型冠状病毒核酸检测阴性（采样时间至少间隔 24 小时）且发病 7 天后新型冠状病毒特异性 IgM 和 IgG 抗体仍为阴性可排除疑似病例诊断。

被确定为密切接触者，应采取集中隔离医学观察，不具备条件的地区可采取居家隔离医学观察，并加强对居家观察对象的管理。基于目前的流行病学调查和研究结果，新型冠状病毒肺炎潜伏期为 1 ~ 14 天，多为 3 ~ 7 天，因此隔离期确定为 14 天，即被观察对象自最后一次与病例、无症状感染者发生无有效防护的接触后 14 天。在医学观察期间，每日至少进行 2 次体温测定，出现发热、干咳等呼吸道症状或腹泻等消化道症状，应及时向村（居）委会或医疗卫生机构报告。在医学观察期间，应严格按照疫情防控要求，主动配合诊治工作，不得自行外出。医学观察期满时，如密切接触者无异常情况，应及时解除医学观察。

疑似病例排除后，其密切接触者可解除医学观察。

释义 5：早治疗不仅可提高治愈率，降低病死率，还可减少传播给他人的机会。

早治疗是改善预后、提高治愈率、降低病死率、避免传染他人的关键。应按规定对新型冠状病毒肺炎确诊病例和疑似病例进行集中治疗，做到应收尽收、应治尽治，提高收治率和治愈率，降低感染率和病死率。对于患者来说，越早治疗，效果越好。

第三条：

　　养成良好个人卫生习惯，正确佩戴口罩，勤洗手，勤开窗通风，咳嗽、打喷嚏遮掩口鼻，避免用不干净的手触摸口、眼、鼻，少去人员密集的场所，不聚会，可有效预防感染。

释义 1：正确佩戴口罩可有效阻断病毒经呼吸道飞沫传播。

呼吸道传染病主要通过近距离呼吸道飞沫传播。正确选择与佩戴口罩既可保护自己不被他人传染，也是保护他人不被自己传染的有效措施。

当地有疫情发生和流行期间，前往人员密集的公共场所、就医（非发热门诊）或乘坐公共交通工具时，需佩戴一次性使用医用口罩。儿童可选用符合国家标准的儿童专用口罩，1 岁以下婴幼儿不宜戴口罩。在非疫区的空旷地带和通风良好的户外场所，也可不佩戴口罩。

正确佩戴一次性使用医用口罩的方法是：口罩颜色深的一面向外，有鼻夹的一边向上；上下拉开褶皱，包覆住口鼻及下颌；按捏鼻夹，使之紧贴鼻梁，防止侧漏。

正确佩戴颗粒物防护口罩（KN95、N95）的方法是：口罩有标识的一面向外，有金属条的一边向上；系紧固定口罩的带子，或把口罩的橡皮筋绕在耳朵上，使口罩紧贴面部。

佩戴口罩应进行气密性检查。戴好后将双手完全盖住口罩，然后进行深呼吸，如果口罩能够较好地鼓起或收紧，说明气密性较好；如果有空气从面部或密封垫处泄漏，应重新调整口罩位置，调整鼻夹，直到密合良好；如果有空

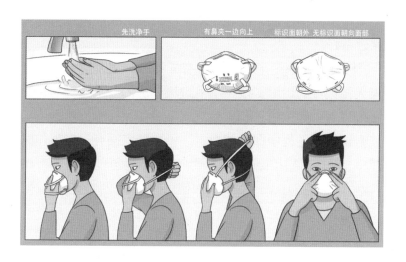

先洗净手　　有鼻夹一边向上　　标识面朝外　无标识面朝向面部

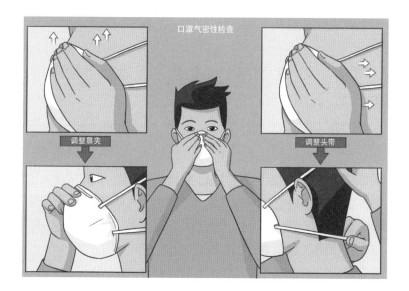

口罩气密性检查

调整鼻夹

调整头带

气从口罩四周泄漏，应调整头带的位置，保证口罩与面部密合良好。

口罩脏污、变形、损坏或有异味时，应及时更换。健康人佩戴过的口罩，按照生活垃圾分类的要求处理即可。疑似患者、确诊患者和无症状感染者使用过的口罩，或与其密切接触过程中佩戴的口罩，不可随意丢弃，应视作医疗废弃物，严格按照医疗废弃物有关流程处理。

另外需注意：（1）如需再次使用的口罩，可悬挂在洁净、干燥通风处，或将其放置在清洁、透气的纸袋中。口罩需单独存放，避免彼此接触，并标识口罩使用者姓名。（2）医用标准防护口罩不能清洗，也不可使用消毒剂、加热等方法进行消毒。（3）自吸过滤式呼吸器（全面型或半面型）和动力送风过滤式呼吸器的清洗参照说明书进行。

释义 2：勤洗手，避免用不干净的手触摸口、眼、鼻。

洗手是预防传染病简便有效的措施之一。日常工作、生活中，人的手随时有可能接触到被病菌污染的物品，如果不能及时正确洗手，病原体有可能通过手接触嘴巴、眼睛、鼻子的黏膜而侵入人体。通过洗手可以有效地切断这一传播途径，降低感染新型冠状病毒的风险。

在下列情况下，应及时洗手：

- 外出归来；
- 接触公共设施或物品后（如扶手、门柄、电梯按钮等）
- 戴口罩前及摘口罩后；
- 接触过泪液、鼻涕、痰液和唾液后；
- 咳嗽、打喷嚏用手遮挡后；
- 护理患者前后；
- 准备食物前；
- 用餐前；
- 上厕所后；
- 抱孩子、喂孩子食物前，处理婴儿粪便后；
- 接触动物或处理动物粪便后；
- 其他需要洗手的情形。

要用流动水和肥皂或洗手液规范洗手，正确洗手的步骤如下：

（1）用流动水将双手淋湿。

（2）取适量洗手液（或肥皂）均匀涂抹双手。

（3）认真搓洗双手不少于 20 秒，具体步骤是：

第一步，洗手掌。手心相对，手指并拢相互搓揉。

第二步，洗手背。手心对手背，手指交叉，沿指缝相互搓揉。双手交换进行。

第三步，洗指缝。手心相对，手指交叉，相互搓揉。

第四步，洗指背。一手弯曲呈空拳，放在另一手的手心，旋转搓揉。双手交换进行。

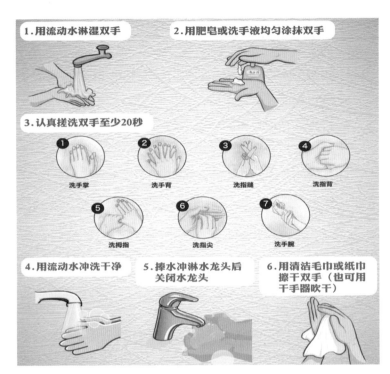

第五步，洗拇指。一手握住另一只手的大拇指，旋转搓揉。双手交换进行。

第六步，洗指尖。一手五指指尖并拢，放在另一只手的手心，旋转搓揉。双手交换进行。

第七步，洗手腕。一手握住另一只手的腕部，旋转搓揉。双手交换进行。

（4）完成上述步骤后，用流动水把双手冲洗干净。

（5）捧起一些水，冲淋水龙头后，再关闭水龙头（如果是感应式水龙头无此步骤）。

（6）用清洁毛巾或纸巾擦干双手，也可用干手器吹干。

不方便洗手时，可以使用含酒精成分的免洗洗手液进行手部清洁。不确定手是否清洁时，避免用手接触口、眼、鼻。

释义 3：勤开窗通风。

开窗通风，保持室内空气流动，可有效降低室内空气中病毒和细菌的浓度，减少疾病传播风险。每天早、中、晚均应各开窗通风 1 次，每次通风 15 分钟以上。

释义 4：咳嗽、打喷嚏时应主动避开他人，用纸巾或肘袖遮掩口鼻。

咳嗽、打喷嚏时应避开他人，用纸巾遮掩口鼻（若无纸巾也可用肘袖遮挡），不在公共场所大声喧哗，避免与有发热、咳嗽症状者近距离接触，吐痰时用纸巾包裹放入垃圾桶，既是防止疾病传播的需要，也是尊重他人，赢得他人尊重，体现个人文明素养的良好行为习惯。

释义 5：少去人员密集的公共场所，不聚会。

公共场所人员多，流动量大，一旦有病毒感染者，在没有有效防护的情况下，很容易造成人与人之间的传播。空气流动性差的公共场所，病毒传播的风险更大。目前，各地政府根据疫情防控需要，要求一些公共场所延期开业。

为了满足日常生活和就医需要，如必须前往超市、村卫生室、医院等，一定要做好个人防护。

多人聚餐、聚会很容易造成呼吸道传染病的传播。自发生新型冠状病毒肺炎疫情以来，各地已发现多起因聚餐、聚会引起的聚集性传播。疫情流行期间，应少开会，开短会，不聚会，尽量采用网络视频和电视电话会的会议形式。

释义 6：做好家庭健康监测。

家庭健康监测对于传染病早发现、早报告、早隔离、早治疗和保护家人健康有重要作用。个人与家庭成员出现发热、干咳等呼吸道症状或腹泻等消化道症状要及时报告，配合做好就诊。自己或家人感觉发热时，要主动测量体温。

释义 7：做好居室清洁和消毒。

保持良好的居家卫生习惯与家庭居室卫生，可有效阻断新型冠状病毒传播。要做到：

（1）不共用毛巾等个人卫生用品，保持餐具清洁。

（2）外出穿戴的衣物要勤换洗，勤晒衣被。

（3）家居表面保持清洁。门柄、电话机、手机、电视遥控器、桌面、地面等经常接触的表面，应每天清洁，必要时（如家中有客人来访等）可以用 75% 的酒精或 84 消毒液等擦拭消毒（按产品说明书使用）。

第四条：

出现发热和/或呼吸道症状，特别是有流行病学史者，应自觉避免接触他人，佩戴医用外科口罩，去定点医疗机构就诊，如实向医生描述旅行史、居住史及接触史，并积极配合治疗。

释义 1：判断是否感染新型冠状病毒，需结合临床症状和流行病学史进行综合分析，出现发热、咳嗽等上呼吸道症状并不意味着一定是感染了新型冠状病毒。

根据国家卫生健康委发布的《新型冠状病毒感染的肺炎诊疗方案》（试行第七版），判断是否是新型冠状病毒感染的疑似病例，需结合流行病学史和临床表现综合分析。

（1）流行病学史：

①发病前 14 天内有武汉市及周边地区，或境内其他有病例报告社区，或境外疫情严重国家或地区的旅行史或居住史；②发病前 14 天内与新型冠状病毒感染者（核酸检测阳性者）有接触史；③发病前 14 天内曾接触过来自武汉市及周边地区，或境内其他有病例报告的社区，或境外疫情严重国家或地区的发热或有呼吸道症状的患者；④聚集性发病：14 天内在小范围内（如家庭、办公室、学校班级、车间等场所），出现 2 例及以上发热和 / 或呼吸道症状的病例。

（2）临床表现：

①发热和 / 或呼吸道症状；②具有新型冠状病毒肺炎影像学特征；③发病早期白细胞总数正常或降低，淋巴细胞计数正常或减少。

疑似病例判定标准：有流行病学史中的任何一条，且符合临床表现中的任意2条；或无流行病学史的，符合临床表现中的3条。

在确定为疑似病例的基础上，具有以下病原学证据之一者，可确诊为新型冠状病毒肺炎病例：（1）实时荧光RT-PCR检测新型冠状病毒核酸阳性。（2）病毒基因测序，与已知的新型冠状病毒高度同源。（3）血清新型冠状病毒特异性IgM抗体和IgG抗体阳性；血清新型冠状病毒特异性IgG抗体由阴性转为阳性或恢复期较急性期4倍及以上升高。

释义2：花几分钟学会用体温计测量体温，全家受益。

发热是新型冠状病毒肺炎的常见症状之一，在疫情流行期间，加强家人体温监测，对于早发现、早报告、早隔离、早治疗具有重要意义。目前市场上有多种体温计，但比较常用的仍然是水银（汞）体温计。用水银体温计测量腋下温度是简单、方便的体温监测方法。

成年人正常腋下体温为36～37℃，早晨略低，下午略高，1天内波动不超过1℃，运动或进食后体温会略微升高。在安静状态下，腋下体温高于37.3℃，即属于发热。37.3～38℃是低热，38.1～41℃是高热。

测量时，用手捏住体温计的玻璃端，将体温计度数甩到 35℃以下，再将水银端放在腋下最顶端后夹紧，10 分钟后取出读数。正确的读数方法是：用手拿住体温计的玻璃端，即远离水银柱的一端，使眼睛与体温计保持同一水平，然后慢慢转动体温计，从正面看到很粗的水银柱时就可读出相应的温度值。读数时注意不要用手碰体温计的水银端，否则会影响水银柱读数而造成测量不准。需要注意的是，使用水银体温计时应轻拿轻放，避免损坏。一旦破损，如处理不当，体温计中溢出的汞会变成汞蒸气，可造成吸入中毒。

释义 3：与患者或无症状感染者密切接触有可能造成新型冠状病毒感染，应对密切接触者进行隔离医学观察。

密切接触者的判定标准为：从疑似病例和确诊病例症状出现前 2 天开始，或无症状感染者标本采样前 2 天开始，未采取有效防护措施与其有近距离接触的人员，具体接触情形如下。

（1）共同居住、学习、工作，或其他有密切接触的人员，如近距离工作、共用同一教室或与病例在同一所房屋中生活。

（2）诊疗、护理、探视病例的医护人员、家属或其他与病例有类似近距离接触的人员，如到密闭环境中探视病人或停留，同病室的其他患者及其陪护人员。

（3）乘坐同一交通工具并有近距离接触人员，包括在交通工具上的照料护理人员，同行人员（家人、同事、朋友等），或经调查评估后发现有可能近距离接触病例和无症状感染者的其他乘客和乘务人员。不同交通工具密切接触判定方法参见本条释义4。

（4）现场调查人员调查后经评估认为其他符合密切接触者判定标准的人员。

密切接触者观察期限为自最后一次与确诊病例、疑似病例和无症状感染者发生无有效防护的接触后14天。密切接触者在医学观察期间若检测阴性，仍需持续至观察期满。疑似病例排除后，其密切接触者可解除医学观察。根据疫情防控工作的需要，配合有关部门做好隔离医学观察，是每个公民法定的责任和义务，既能保护自己，也能保护他人。

释义 4：交通工具不同，密切接触者的判定条件也不同。

1. 飞机

（1）一般情况下，民用航空器舱内病例座位的同排和前后各三排座位的全部旅客以及在上述区域内提供客舱服务的乘务人员作为密切接触者。其他同航班乘客作为一般接触者。

（2）乘坐未配备高效微粒过滤装置的民用航空器，舱内所有人员。

（3）其他已知与病例有密切接触的人员。

2. 铁路旅客列车

（1）乘坐全封闭空调列车，病例所在硬座、硬卧车厢或软卧同包厢的全部乘客和乘务人员。

（2）乘坐非全封闭的普通列车，病例同间软卧包厢内，或同节硬座（硬卧）车厢内同格及前后临格的旅客，以及为该区域服务的乘务人员。

（3）其他已知与病例有密切接触的人员。

3. 汽车

（1）乘坐全密闭空调客车时，与病例同乘一辆汽车的所有人员。

（2）乘坐通风的普通客车时，与病例同车前后三排乘坐的乘客和驾乘人员。

（3）其他已知与病例有密切接触的人员。

4. 轮船

与病例同一舱室内的全部人员和为该舱室提供服务的乘务人员。

如与病例接触期间，病例有高热、打喷嚏、干咳、呕吐等剧烈症状，无论时间长短，均应作为密切接触者。

释义 5：新型冠状病毒肺炎流行期间，出现发热、干咳等呼吸道症状或腹泻等消化道症状，应尽快到发热门诊排查、诊治。

设有发热门诊的医疗机构对就诊人员进行初筛，合理引导就医，及时发现传染病风险，有效利用医疗资源，提高工作效率。发热门诊有较为严格的传染病防控措施，可有效避免发生交叉感染。根据疫情防控需要，各地都公布了开设发热门诊的医疗机构名单。

出现发热、干咳等呼吸道症状或腹泻等消化道症状，特别是有新型冠状病毒肺炎流行病学可疑暴露史，要及时报告，按要求就诊，并配合开展相关调查。

及时到发热门诊进行排查诊治，有利于医务人员对就诊者是否患有新型冠状病毒肺炎及时做出判断，并尽早进行治疗，同时防止传染他人，更好地控制疫情。

释义 6：就医时，应向医务人员详细说明症状、近期旅行史、居住史和接触史。

到医院发热门诊就诊时，要遵守诊疗流程和规范，接受医院工作人员的引导。应详细说明自己的症状，如是否有发热、干咳、腹泻等，应主动告诉医务人员近期是否去过新型冠状病毒肺炎流行地区，有无与发热、咳嗽等症状的患者近距离接触史，便于医务人员做出诊断，及时采取适宜的治疗措施。

第五条：

　　我国政府高度重视此次疫情防控工作，相关部门已依法依规采取科学有效的防控措施防止疫情扩散。个人应关注政府与权威机构发布的疫情信息和健康指导，积极配合，加强个人防护，科学预防疾病，不信谣，不传谣。

释义 1：针对新型冠状病毒肺炎疫情，国家和相关部门已采取切实可行的措施。

党中央、国务院高度重视新型冠状病毒肺炎疫情防控工作。习近平总书记多次对做好疫情防控工作作出重要指示，强调要把人民群众生命安全和身体健康放在第一位，坚决打赢疫情防控的人民战争、总体战、阻击战。党中央成立中央应对新型冠状病毒感染肺炎疫情工作领导小组，充分发挥联防联控机制作用，有关部门采取一系列有针对性的措施，各级党委政府组织动员各方力量，全面部署、全面加强与落实各项综合防控措施，遏制疫情的扩散和蔓延。

国家卫生健康委员会深入学习贯彻习近平总书记重要指示精神，认真落实李克强总理重要批示要求和国务院常务会议部署。广大医疗卫生工作者积极响应党中央号召，英勇奋战在抗击疫情的最前线。

释义 2：每个人都应积极配合政府和有关部门采取的各项防控措施，依法履行个人在传染病疫情防控中的责任和义务。

每个人都是自己健康的第一责任人，应努力做好自我防护，按照《中华人民共和国传染病防治法》规定，自觉承担疫情防控的个人责任，协助、配合、服从政府部门组织开展的防控工作。有新型冠状病毒肺炎流行病学可疑暴露史的人员，应及时向有关单位或机构报告，如实提供有关信息，按要求进行医学观察。要从政府、权威的卫生机构或专业机构获取防病指导和疫情信息，积极响应政府有关倡议，少去人员密集场所，做好个人防护。

在全国上下抗击新型冠状病毒肺炎疫情的战役中，严格遵守相关法律规定，不仅是对自己负责，也是对他人负责。《中华人民共和国传染病防治法》中规定的公民在疫情防控中应当承担的责任包括以下内容。第一章第 12 条规定：一切单位和个人，必须接受疾病预防控制机构、医疗机构有关传染病的调查、检验、采集样本、隔离治疗等预防、控制措施，如实提供有关情况。第二章第 16 条规定：传染病病人、病原携带者和疑似传染病病人，在治愈前或者在排除传染病嫌疑前，不得从事法律、行政法规和国务院卫生行政部门规定禁止从事的易使该传染病扩散的工作。第 27 条规定：对被传染病病原体污染的污水、污物、场所和物品，有关单位和个人必须在疾病预防控制机构的指导下或者按照其提出的卫生要求，进行严格消毒处理；拒绝消毒处理的，由当地卫生行政部门或者疾病预防控制机构进行强制消毒处理。第三章第 31 条规定：任何单位和个人发现传染病病人或者疑似传染病病人时，应当及时向附近的疾病预防控制机构或者医疗机构报告。第八章第

77 条规定：任何个人违反相关规定，导致传染病传播、流行，给他人人身、财产造成损害的，应当依法承担民事责任。

释义 3：关注国家卫生健康委等权威机构发布的疫情信息和健康指导，不信谣，不传谣。

各级卫生健康机构联合电视、广播、网络等媒体平台，有针对性地开展新型冠状病毒肺炎等传染病防控知识宣传，发布健康提示和就医指南，科学指导公众正确认识和预防疾病，引导公众规范防控行为，做好个人防护。疫情流行期间，个人应多关注国家卫生健康委等权威机构发布的疫情信息和健康指导，不散布无可靠来源和未经证实的信息。制造、传播不实言论，不仅会混淆视听，扰乱社会秩序，干扰正常的疫情防控工作，也是违法行为。谣言止于智者。听信谣言不仅会影响自己的认知和判断，还会影响个人配合政府和有关部门采取的防控措施，增加自身和他人感染的风险。

第六条：

禁止违法捕猎、贩卖、购买、加工、食用野生动物，既是我国法律的要求，也是人类健康安全的需要。

释义 1：新型冠状病毒可能来源于某些野生动物，人类接触、食用或加工野生动物可造成感染，引发疾病。

近 50 年来，在世界范围内出现了 40 余种新发传染病，绝大多数都在不同程度上与野生动物有关。许多野生动物体内带有多种病毒，如果人与其接触，就有可能造成感染，导致传染病的发生和流行。艾滋病病毒、埃博拉病毒、猴痘病毒、SARS 冠状病毒、MERS 冠状病毒等，都被证实来源于野生动物，引起此次传染病疫情的新型冠状病毒也可能来源于野生动物。

释义 2：任何单位和个人都应遵守《中华人民共和国野生动物保护法》。

1988 年，我国颁布了《中华人民共和国野生动物保护法》，禁止出售、购买、利用国家重点保护野生动物及其制品，禁止生产、经营使用国家重点保护野生动物及其制品制作的食品，或者使用没有合法来源证明的非国家重点保护野生动物及其制品制作的食品。为了人类的健康和安全，个人不要猎捕、出售、接触、购买、加工和食用野生动物。大自然是人类和野生动物的共同家园，任何一种野生动物都是大自然生态链上的重要一环，保护野生动物就是保护大自然，就是保护人类自己。在《中国公民健康素养——基本知识与技能（2015年版）》中，也明确提出不食用野生动物。

第七条：

在新发传染病疫情发生时，出现心理紧张、焦虑、恐慌等情绪，属正常现象，但过度恐慌会危害身心健康。

释义1：受新型冠状病毒肺炎疫情影响，人们会产生紧张、焦虑、恐惧等心理问题，属于正常现象，但过度恐慌危害健康。

新型冠状病毒肺炎属于新发传染病，传播速度快，波及范围广，一些人会担心自己、家人或朋友被感染，而出现紧张、焦虑、恐惧等应激反应。为减轻疫情对正常心理的干扰和可能造成的心理伤害，需注意自我心理健康防护。

要认识到，在发生危害人体健康的传染病暴发流行时，出现一定程度的紧张、焦虑和恐惧等应激反应，是自然现象，也是可以理解的。但过度恐慌会导致认知异常和行为失常，甚至会导致应激后心理障碍，危害身心健康。

疫情流行期间，应多从权威媒体了解有关信息和科学防护知识，规律生活，适度锻炼，读书，听音乐等。要多做积极心理调适，如与他人多交流，相互鼓励，相互支持；转移注意力；合理安排作息；放松自己；自我安慰激励等。也可以适当进行呼吸放松训练、有氧运动、正念打坐、冥想等，调节自己的紧张情绪。不要采取否认、回避退缩、过分依赖他人、指责抱怨、发脾气、冲动等不良应对方式，特别不要试图通过烟酒来缓解紧张情绪。

为了帮助公众舒缓心理压力，我国很多地区都设有专门的心理咨询热线。如果有心理咨询需求，可拨打热线电话。

释义 2：因过度紧张，少数人会出现恐惧、疑病和强迫等心理行为问题，需要做好心理健康调适。

因对新型冠状病毒肺炎疫情过于紧张和担心，少数人会出现恐惧、疑病、强迫等应激反应，常见的表现有：

（1）有的人总感觉街上遇到的人就是病毒携带者，即使自己进行了"全副武装"的防护，也要远远地保持距离，不敢走近，不敢说话，甚至不敢呼吸。

（2）有的人对自己的各种躯体不适过度敏感，达到疑病状态。身体稍有不适，就会怀疑自己被感染了，惶恐不安，想立即就医。尽管经过详细的躯体和病毒学检查，排除了患病的可能，内心短暂安静，但一会儿又无法安静下来，要么怀疑检查结果，要么担心在就医过程中被传染了。

（3）有的人反复洗手，反复消毒，总感觉还是不能清洗干净。要么不出门，要么戴上双层的口罩、护目镜，穿上防护服，严格按照传染科医生的防护要求来"武装"自己，然后才敢小心翼翼地出门。家人外出回来后，一定要让家人把外衣全部脱掉扔在门外，甚至丢到垃圾桶。

出现上述这些情况，应积极开展自我心理调适。特别是要树立客观、理性的认识，既要重视疾病的防控，积极学习掌握防病知识和技能，也要客观冷静对待疫情，了解疾病传播流行的规律，建立战胜疾病的信心，避免草木皆兵，造成无谓的过度紧张和恐慌。

释义 3：少数人因疫情紧张出现心理障碍，需要专业心理医生的帮助，接受心理危机干预。

过度焦虑和恐惧的人，在就医的过程中容易出现冲动行为，不能很好地配合诊治。接受隔离治疗的确诊患者、疑似患者和无症状感染者，过度焦虑和恐惧会对自己的疾病康复造成不良影响。如果确因疫情紧张出现自己无法排解的心理问题，严重影响到自己正常的生活、工作和学习，需由专业心理医生进行心理咨询指导或心理危机干预。

（1）对于确诊患者、疑似患者、无症状感染者和密切接触者，可以由精神科医生、心理健康工作人员、社区医生等提供心理咨询与指导，讲授科学防范技能，鼓励健康生活方式，缓解恐惧、压抑等不良情绪。

（2）对于新型冠状病毒肺炎确诊患者、疑似患者、无症状感染者和密切接触者的亲属、朋友、同事等，可由心理健康工作人员、社会组织工作人员等，向其传授疾病防护的有关科学知识，使其建立正确的认知，掌握识别不良情绪和自我调适方法，消除不良情绪的影响。

（3）对于新型冠状病毒肺炎防治一线医务人员，可通过预防性和事后集体晤谈，使其树立正确认知，避免自我苛责。一线医务人员要有良好的休息和充足的睡眠，进行适度的运动，科学放松，缓解焦虑，从而能够更好地投入到患者救治工作中。

第八条：

保持健康生活方式，合理膳食，适量运动，戒烟限酒，心理平衡，提高身体抵抗力。

释义 1：养成健康的生活方式，保护和促进健康。

健康的生活方式是指有益于健康的习惯化的行为方式。广义的健康生活方式主要表现为生活有规律，没有不良嗜好，讲究个人卫生、环境卫生、饮食卫生，讲科学、不迷信，平时注意保健，生病及时就医，积极参加健康有益的文体活动和社会活动等。健康生活方式主要包括合理膳食、适量运动、戒烟限酒、心理平衡 4 个方面。

释义 2：合理膳食是健康的基础。

合理膳食是指能提供全面、均衡营养的膳食。在新型冠状病毒肺炎流行期间，要保持食物种类多样，荤素搭配，建议适当食用鱼、肉、蛋、奶、豆类和坚果等食物，多吃新鲜蔬菜和水果，补充维生素与膳食纤维。适量饮水，多喝白开水。不要听信偏方和食疗可以预防或治疗新型冠状病毒肺炎的说法。

释义 3：适量运动，增强体质，缓解压力。

适量运动是指运动方式和运动量适合个人的身体状况。

适量运动可增强心肺功能，改善耐力和体能，也可起到调节情绪，减轻压力，舒缓焦虑，改善睡眠的作用。运动应适度量力，选择适合自己的运动方式、强度和运动量。疫情流行期间，以个人居家锻炼为主。做一些适合室内的身体活动，如瑜伽、太极拳、八段锦、平板支撑等；有条件的，还可借助体育器材锻炼身体，如举哑铃、拉弹力带等。

释义 4：抽烟喝酒不能预防新型冠状病毒肺炎，戒烟限酒有益健康。

吸烟能导致多种慢性病，包括癌症和心脑血管疾病等。孕妇吸烟易引起自发性流产、胎儿发育迟缓和新生儿低体重。被动吸烟同样会引起多种疾病。吸烟不仅不能预防病毒感染，还会降低身体抵抗力。吸烟可以预防新型冠状病毒肺炎的说法是没有科学依据的。有些老烟民抽烟时间长，患有慢性气管炎、慢性支气管炎、慢性阻塞性肺疾病等基础疾病，抵抗力本来就较差，感染后预后更差。

喝酒的人不易感染新型冠状病毒肺炎的说法没有科学根据。过量饮酒会导致心源性猝死、慢性酒精中毒、慢性胃炎、酒精性肝硬化和高血压等，并可导致交通事故及暴力事件的增加。

释义 5：做好自我心理调适，保持积极乐观的良好心态。

心理平衡是指一种良好的心理状态，即能够恰当地评价自己，能够应对日常生活中的压力，有效率地工作和学习，对家庭和社会有所贡献的良好状态。保持乐观、开朗、豁达的生活态度，将目标定在自己能力所及的范围内，建立良好的人际关系，积极参加社会活动，有助于保持自身的心理平衡。面对新型冠状病毒肺炎疫情，要学会放松心情，建立战胜疫情的信心。利用居家时间较多的机会，陪伴家人，做一些平时想做但没时间做的事情，例如读书、练字、运动、画画、做家务等，有益于缓解压力。

关注政府、权威机构发布的信息，不信谣，不传谣。保证充足的睡眠，规律作息。要正视负面情绪，加强自我心理调适。自我调适不能缓解的，可以拨打心理热线或通过网络在线寻求专业的心理咨询服务，或者到专业机构寻求帮助。